南派双养太极功法规范

孙高平　李观保　编著

全国百佳图书出版单位
中国中医药出版社
·北京·

图书在版编目（CIP）数据

南派双养太极功法规范 / 孙高平，李观保编著 . --
北京：中国中医药出版社，2023.1（2024.1 重印）
ISBN 978 - 7 - 5132 - 7985 - 7

Ⅰ . ①南… Ⅱ . ①孙… ②李… Ⅲ . ①太极拳—基本
知识 Ⅳ . ① G852.11

中国版本图书馆 CIP 数据核字（2022）第 243786 号

中国中医药出版社出版

北京经济技术开发区科创十三街 31 号院二区 8 号楼
邮政编码 100176
传真 010-64405721
廊坊市祥丰印刷有限公司印刷
各地新华书店经销

开本 880 × 1230 1/32 印张 1 字数 17 千字
2023 年 1 月第 1 版 2024 年 1 月第 2 次印刷
书号 ISBN 978 - 7 - 5132 - 7985 - 7

定价 27.00 元
网址 www.cptcm.com

服务热线 010-64405510
购书热线 010-89535836
维权打假 010-64405753

微信服务号 **zgzyycbs**
微商城网址 **https://kdt.im/LIdUGr**
官方微博 **http://e.weibo.com/cptcm**
天猫旗舰店网址 **https://zgzyycbs.tmall.com**

前　言

　　太极拳是我国传统文化的瑰宝，是中华民族智慧的结晶。北京南派武术院（以下简称"南派武院"）成立于2016年，是一家致力于传统武术继承和发展的专业机构。南派武院自成立以来就非常重视传统太极拳的发掘和整理工作，由院长孙高平亲自挂帅，成立了刘旭、张宇、李观保、赵保东等人为成员的南派太极工作小组。孙高平是吴图南、李子鸣、石明诸先生的再传弟子，入室修学太极拳等内家功夫二十余年，见地真切，功夫精湛。其他成员也都有着深厚的太极拳修为。小组参考南派古谱《太极功》和杨传《太极拳三十二目说》，结合自身太极实修的心得体会及多年来教学经验总结，整理编制《南派双养太极功法规范》，企业标准：Q/FZ 001-1-2021。

　　研究发现，太极功作为太极拳的功夫练习，已经有数千年的发展历史。虽然在不同的历史时期，太极功的名称不同，但是其与太极拳内功核心指导思想和标志性技术特点基本一致。太极功保留了具有太极拳核心思想和特征的内在修炼功法，是太极拳共性的体现。而太极拳是以内功为引导进行的不同姿势的套路运动，是太极拳个性的体现。太极功充分体现了中华民族的思想文化特质，长期锻炼不仅能维护人民群众的身体健康，更能获得舒缓情志、涵养精神、平衡身心的功效。

南派双养太极功法体系构建完成后，南派武院联合北京至中和教育科技研究院，在北京黄城根小学分校、北京四中璞瑅学校、清华大学苏世民书院、培德书院、北京博雅书院、北京中医药大学中医心学社等及社会教育机构试点推广。长期的教学实践表明，南派双养太极可以明显改善练习者的身体素质，并提高心理素质。

为了使南派双养太极的动作体系更加规范化、更具安全性，完善教学与练习的技术操作规范，更好地为广大人民群众服务，南派武院专门成立了专家组，总结前期教学经验，经多次论证和广泛征求意见，编制了《南派双养太极功法规范》，以下简称《规范》。

本《规范》依据GB/T1.1—2009《标准化工作导则第1部分：标准的结构和编写》编制。

本《规范》由北京南派武术院提出并发布。

本《规范》由中和亚健康服务中心归口。

参与论证专家（按姓氏笔画排序）：孙涛、王子龙、王茹、徐荣谦、魏育林。

以上专家及单位对《规范》进行审订并提出了许多宝贵意见，在此一并感谢。

本《规范》在编订过程中得到了中和亚健康服务中心和中华中医药学会亚健康分会的大力支持。

引　言

太极功传承已久，有据可循。张三丰乃太极功法集大成者，之后太极功法传承脉络呈现地域差别，主要分为南北两地，后称作南北两派。北派太极功法流传至今，代表性的有杨势、吴势等流派。南派太极功法传承者主要有宋远桥和张松溪等。太极本自一家，传承至今，两派略有差别，相对而言，北派太极功法以保留实修功法为主，南派太极功法则保留了完整的理论体系。

南派双养太极功法是以宋传南派《太极功》古谱、北派杨势《太极拳三十二目说》为依据，在吸收和借鉴吴、杨两派实修方法的基础上编制而成的一套身心双养功法体系。因其基本构架、术语体系和运动理论皆来源于南派太极功法，故应归属南派太极范畴。

南派双养太极功法具有简单易学、身心双养、文武兼备、效果显著、安全可靠、无副作用等特点，且锻炼时间灵活，对场地无特殊要求，在方圆几步之地即可进行；其动作连绵不断，松散通空，结构紧凑，内涵丰富，身心双调，适合各个年龄段人群练习。

近年来，亚健康问题深受人们重视。究其本质，不论哪个年龄段，亚健康问题的产生都是由于身心失衡所致。南派双养太极功法作为一种传统运动方法，在纠正身心失衡方面表现出得天独厚的优势，具有强身健体、平稳情绪、养心安神、启发心智等诸多功效，有助于提高工作及学习效率，疏导当代人失衡的心理状态；且其中所蕴含的深厚传统文化，于练习者养心养性大有裨益。

本《规范》的编写和发布，对于规范南派双养太极的概念、动作和练习方法有重要的指导意义，适合广大南派双养太极的教学者与练习者使用。

本《规范》编写的指导单位：中和亚健康服务中心。

本《规范》主要起草单位：北京南派武术院、北京龙密文化院、北京至中和教育科技研究院。

本《规范》主要起草人：孙高平、刘旭、李观保、赵保东、张宇、王睿、段满照、杜田芳、高英洁、张土、蔚鹏程、李炎、赵伟、王怡、曹译文。

目　录

1 范围

本《规范》规定了南派双养太极功法的术语和定义、指导原则、适合人群、运动作用、准备工作及注意事项、操作方法、禁忌证、意外情况及处理措施。

本《规范》适用于中医养生保健技术——南派双养太极功法的教学与练习，可用于指导在大中小学、教育培训机构、中医养生保健机构、养老院等各类学校、机构开展南派双养太极功法的规范化培训工作，亦可作为各类社会人群自我练习南派双养太极功法的教学规程的参考。

2 术语和定义

下列术语和定义适用于本规范：

南派双养太极功法（Nanpai dual-nourishing Taiji training）全称为北京南派武术院南派双养太极功法，是以南派太极古谱《太极功》为依据，在吸收和借鉴了北派杨势、吴势的实修方法后，编制而成的一套身心双养功法体系。因其基本构架、术语体系和运动理论皆来源于南派太极功法，故应当归属于南派太极范畴；双养是指身体和心理协同调养，身心互助，既维护身体健康，又增进心理健康，避免身心失衡。

3 指导原则

3.1 南派双养太极功法适用于各类人群的养生保健和身心调养。

3.2 教学人员开展教学活动之前，需要了解学员的身心状况，以便进行针对性的教学内容安排。

3.3 教学人员在教学过程中，应当留心观察学员的身心变化，对练习过程中学员由于纠偏出现的暂时性不适，适时指出，并给予安抚、鼓励和指导。

3.4 教学人员应能够准确识别教学活动中的意外情况，并给予及时的处理。

4 适合人群

男女不限，老少皆宜，尤其适合各类亚健康人群和体质虚弱，不宜剧烈运动者。

5 运动作用

适合广大人民群众的日常保健养生，可矫正身形，增强体质，舒缓情志，放松身心，增加身体协调性、控制力及耐力，适合如长期以不正确姿势久坐引发的脊柱侧弯、颈肩腰腿疼痛等；饮食不节引发的食欲不振、营养不良、体质虚弱等；压力等原因引发的身心失衡，如疲乏无力、精神紧张、注意力不集中、失眠、抑郁、焦虑、心理脆弱等。对于慢性病调养有较好的改善作用，如颈椎病、肩周炎、项背肌筋膜炎、腰椎间盘突出症、腰肌劳损、关节炎、失眠、胃肠炎、习惯性便秘、过敏性鼻炎、紧张性头痛、高血压、糖尿病、冠心病等。

6 准备工作及注意事项

6.1 应循序渐进、由浅入深练习。初学者宜先分段练习，熟练后再完成整体动作。

6.2 着装以舒适宽松为宜，中式布鞋、布衣为宜。

6.3 练习时间以白天为宜，练习地点宜选择空气良好、环境舒适的处所，如公园等，忌雾霾、污浊环境。

6.4 练习过程中需保持体力充沛、心情平静，劳累、醉酒后或大怒、大悲、大惊等情绪剧烈变化时应暂停练习。

6.5 练习过程中谨防着风、受凉、受惊等。

6.6 练习过程中应专心致志，忌刻意追求练习中出现的现象和感觉。

6.7 练习过程中自然呼吸，忌刻意配合动作呼吸。

6.8 练习前后一小时内忌食用冰镇食物、冷饮，练习完毕两小时内忌洗凉水澡及泡澡，空腹及饭后不宜练习，练功需与用餐间隔一小时以上。

6.9 练功后半天之内不宜饮酒，不宜行房。

6.10 练功后半天之内请勿接受推拿、针灸、刮痧、拔罐。

6.11　练习过程中可选取山阳之茶叶制作的茶饮。山阳之茶叶对于消除疲劳、愉悦情志、助益精神有一定辅助效果。注意山阴之茶叶寒气重，不可直接饮用，否则易伤脾胃阻滞气机。

6.12　练习过程中可点燃沉香，助阳气生发。沉香味辛、苦，性温，入脾、胃、肾等经，有升清降浊、安神定志等辅助效果。

7　操作方法

7.1　先天无极功

7.1.1　概述

先天无极功是南派双养太极功法基本功的主要形式，具有调节身心状态的良好作用。

7.1.2　静功

7.1.2.1　身法

7.1.2.1.1　基本原则

先天无极功身法的基本原则为"一直，三顶，三圆"，即基本保持"外三合"的身法。本阶段的教学内容可帮助学员矫正身形，使骨正筋柔，气血流通。

——一直：端正身体，拉直脊柱。

——三顶：头部上顶，腰部后顶，尾闾下伸。

——三圆：背微圆，胯内圆，膝上圆。

——外三合：指在能够完全保持基本身形要领要求的

前提下，肩与胯、肘与膝、手与足交叉相合，身体各对应部位之间有互相照顾之意。

7.1.2.1.2 动作要领

——准备动作：双脚平行开立与肩同宽；膝盖微微弯曲并有上提之意，幅度要小，切勿超过脚尖；双手自然下垂放于身体两侧；双目平视，眼神内收，不要闭眼。

——领头：摆正头部。在正常平视状态下，下颌微微内收。即穿中式太极服时，颈后部虚贴衣领。喉头上提至玉枕穴，同时百会穴有上领之意。

——含胸：假设胸前有一把利刃点在皮肤上，心中产生恐惧欲躲避之意，膻中穴处微微内含。此处用意不用力，切忌用力内凹，以免呼吸不畅。

——拔背：在含胸的同时，背部有向左右拔起撑圆之意，犹如背部热敷时，肩胛骨自然由脊柱向两肩部舒展松开。

——鼓腰：腰眼往后鼓出，犹如腰靠在椅背上，整个腰放松后贴，自然舒展。

——裹胯：两胯内裹，两腿内有如骑马之状，同时大腿微微内裹，即两股骨头内旋向尾骨尖贴近，尾骨尖延长线指向两大脚趾连线中点，有尾椎骨前收之意。

——提膝：在膝盖微微弯曲的情况下，髌骨由腘窝用意上提，从身体背侧提至两肩井穴，犹如猎豹奔跑时，后腿甩起，其延长线可形成一弧形。

——开足：两脚平铺于地面，前三分之二脚掌着力，后脚跟虚贴地面，两脚掌向前延展，如穿蛙鞋。

——沉肩：肩部左右对撑，继而松开下沉，虚腋窝基本可含纳半拳。

——坠肘：意想肘部自然弯曲下坠至地面。

——松透：在完成上述身形要领时，周身肌肉（颈、肩、背、腰、大腿、小腿处肌肉）保持放松状态，做到松而不僵，松而不垮。

7.1.2.2 "三心一线"重心法

7.1.2.2.1 概述

三心是指头部中心，胸部中心，腹部中心。一线指的是在一条垂线上。在熟练掌握身法后，方可进入本阶段的学习内容。在身法调整至中正状态的基础上，通过三个中心上下贯串的心法达到内外相合，可帮助学员认识到自身重心位置，提高平衡能力。

7.1.2.2.2 位置及对应关系

头部中心位于印堂穴所在水平面的中心。

胸部中心位于膻中穴所在水平面的中心。

腹部中心位于关元穴所在水平面的中心。

7.1.2.2.3 操作方法

——按照先天无极功身法的动作要领站立，同时全身保持放松状态。

——体察三个中心的位置及状态，使其由上而下贯通。

——三个中心的连线延伸指向地面，即两脚尖连线中点处。

——完成以上要求，则身体中轴线对齐拉直，称为"中线"，此中线即是重心所在，保持此中线即是保持重心。

7.1.2.3 调整重心法

7.1.2.3.1 概述

熟练掌握三个中心上下贯串重心法后，身体平衡能力和协调性得到提高，各个关节运动协同性增强，身体运动有着较强的整体性，这种整体协调运动在南派太极功法中称为整劲。在本练习中灵活调整重心，有助于提高运动中的身体协调性、灵活度及平衡力。

7.1.2.3.2 操作方法

——按照先天无极功身法的动作要领站立。

——按照三个中心上下贯串完成对重心的定位。

——重心升提：自"中线"螺旋式旋转扩大至身体边界，可使重心上升。

——重心下降：自身体边界螺旋式旋转缩小至"中线"，可使重心下降。

7.1.2.4 重心推动身形

7.1.2.4.1 概述

在对自身重心明确认识和熟练掌握后，学员可开始练习和掌握以重心的运动带动自身运动的"以内带外"的运动特点。

体察人体在重心上下运动过程中产生的势能对肩、腰、胯、膝、足的推动作用。

7.1.2.4.2 操作方法

——"中线"上端不动，下端向前摆动，促使重心前移，同时身体做前进的运动。

——"中线"上端不动，下端向后摆动，促使重心后移，同时身体做后退的运动。

——"中线"上端不动，下端向左摆动，促使重心左移，同时身体做左顾的运动。

——"中线"上端不动，下端向右摆动，促使重心右移，同时身体做右盼的运动。

——"中线"上端下端对称拉伸，促使重心稳固，即太极功法所谓的中定。

7.1.3 动功

在先天无极功身法的基础上，熟练掌握自身重心的运动，并能在运动中保持或运用以重心带动身形的以内带外的运动方式，称之为太极状态，在太极状态下行拳称为太极拳。以下教学内容介绍的功法套路为太极十三势。

7.1.3.1 起势

——准备动作：双脚并拢，按先天无极功身法要领站立，按照"三心一线"重心法定位重心。

——在水平方向逆时针旋转重心，左脚顺势旋转约45°。

——重心升提同时，重心左移，左脚顺势向左开一步。

——重心下降，身体顺势下蹲，如坐椅子。

——重心下降至极处，落极必升，身体随重心升提，同时双手从左右环抄至头顶，如抱球在顶。

——重心下降，双手顺势下落，如将髯落至胯侧。

如此起势完成，可从头循环再做，熟练后可学习下一势。

7.1.3.2 混元势

——接上势，左手在上，右手在下，手背相对。以胯带手，左手左旋，右手右旋。

——重心升提，双手顺势举起落于胸前。

——重心左移，双手向左侧滑动，为下一势做准备。

如此反复练习，熟练后可学习下一势。

7.1.3.3 平圆势

——接上势，重心右移，身体做右盼的运动，双手顺势向右滑动。

——重心左移，身体做左顾的动作，同时双手由右滑动至左。

——如此往复三次，转身至背面，呈抱球势，重复上述动作。

如此反复练习，熟练后可进行下一势学习。

7.1.3.4 立圆势

——接上势，双手身前抱球，左手平胸口，右手平小腹，呈抱球势。

——左右交替换手重复上述操作两次，如揉一球。

——重心左移，身体左顾同时左右交替换手，转至右手上左手下。

——重心右移，身体回正，左右交替换手，转至左手上右手下。

——左右交替换手重复上述操作一次，如揉一球。

——重心右移，身体右盼同时左右交替换手，转至左手上右手下。

——重心左移，身体回正。

——右侧转身180°，双手身前抱球，重复上述操作。

如此反复练习，熟练后可学习下一势。

7.1.3.5　分宗势

——接上势，呈抱球势，重心左移呈左丁步。

——出右脚呈左虚步，重心前移呈右弓步，同时左手按至左胯侧，右手掤至胸前，掌心向内，与膻中虚对，为右分宗势。

——收双手身前抱球，右上左下，同时收左足呈右丁字步。

——左分宗势同上，动作左右相反。

如此循环练习，熟练后可学习下一势。

7.1.3.6　白鹤势

——接上势，呈抱球势。

——左手下落至左胯外，右手外开，至右眉梢外，同时重心右移，左足尖点地，为右白鹤势。

——重心后移，左足后撤，呈右丁字步，同时双手收至胸前抱球，右上左下。

——左白鹤势同上，动作左右相反。

如此循环练习，熟练后可学习下一势。

7.1.3.7 缠丝势

——接上势，呈左虚步，左手贴于后腰，右手按至胸前。

——腰腿胯膝拧转，带动右手身前划"S形"，由上向下，至底部沿"C形"上挑，再划反"S形"，至底部沿反"C形"上挑。

——右手运动至"S形"底部时，顺势贴于后腰，重心后移，呈右虚步，同时左手划至胸前。左手动作同右手，先划反"S形"，至底部延反"C形"上挑，后划"S形"。

退一步，换一手，循环练习。如上运动，可立圈，可平圈，可竖圈，两手交替练习。熟练后可学习下一势。

7.1.3.8 云手势

——接上势，收左足呈抱球势。

——双手身前划圈，右手沿中线上挑至眉心，反抹至右耳侧；同时左手由左耳侧至小腹下，手掌上捧；同时上右足，左脚跟步。

——左右手足交替换向。

如此进步云手，一步一运，至熟练后可进行下一势练习。

7.1.3.9 抽丝势

——接上势，右手抹至身前平鼻尖，左手下按。双手身前沿斜面划圈。

——右手自左肩井，右期门抹至右胯侧，左手沿外圈至鼻尖齐，同时退右步。

——左侧动作同右侧，左右相反。

如此退步抽丝，循环练习。熟练后可进行下一势学习。

7.1.3.10 单鞭势

——接上势，呈抱球势。

——右手上提至右耳门侧，掌心向上，左手按于肘侧。

——右手呈勾手，提左膝，呈左独立步，同时左手旋转下按至小腹上。

——左脚向左斜后方落足，呈左弓步，右脚蹬直，左掌顺势推出。

——收右足，左手下抄，右手平抹至身前抱球，右上左下。

——左单鞭与右单鞭动作相同，方向相反。

如此左右循环练习，熟练后可进行下一势学习。

7.1.3.11 手挥琵琶势

——接上势，左手收至小腹下，掌心向内，右脚提至左脚侧，右足虚点地。同时，右手顺势扇出至中线。

——右手收回腹前，左手前穿，左手食指虚对鼻尖。同时重心右移，提左脚呈右虚步。

本势为转换势，不宜重复。

7.1.3.12 后天肘势

——接上势，重心前移呈左弓步，同时左手立掌前穿，右手呈立掌，掌心向内。

——右手前顶左肘窝，左手贴右手臂。同时进左脚，跟右脚，此为阳肘。

——拧腰，送右肩，顺势收左肘，出右肘，此为阴肘。

——左肘上翻，同时右肘后出。此为双边肘。

——左手从脑后摸右耳下至右乳根，顺势平出左肘，右手立掌前穿，平鼻尖。同时上右脚，呈右弓步。此为肘里枪。

——右侧动作同上，左右相反。

如此左右循环练习，熟练后进行下一势学习。

7.1.3.13　三面靠势

——接上势，呈抱球势。

——右手向右耳后捌出，同时，左手向左下砍出，平开右足成弓步，右肩顺势靠出。此为斜身靠。

——右手反掌下插至裆部，左手外抄至右耳门，立掌向外，同时，重心左移，掤左背靠出。此为折背靠。

——手势不变，身体重心右移，右脚滑步，左脚跟步，送右肩靠出，此为迎面靠。

——右手上撩至锁骨头，左手下抄至小腹下，呈抱球势。

——左侧动作同上，左右相反。

如此左右循环练习，熟练后可进行下一式练习。

7.1.3.14　收势

——接上势，双手平展，掌心向上，同时提右腿呈先天无极功步。

——双手身前交叉，掌心向内，呈十字手势。

——双手打开下落，至身体两侧。

——收左足与右足并。

7.2 混元五部

7.2.1 概述

混元五部分为培元部、理气部、宁神部、通宣部、归化部，五部各属五行，分别对应人体五脏，其对应关系如下：

培元部——金生水——养肾

理气部——水生木——疏肝

宁神部——木生火——振心

通宣部——土生金——理肺

归化部——火生土——健脾

7.2.2 准备动作

按照先天无极功身法的动作要领站立。

7.2.3 分解动作

7.2.3.1 培元部

（1）身法

——准备动作

——以右侧为例，腰胯发力，双手自上而下做劈砍动作，五指自然伸出，掌心向内，同时左手掌部与右肘部平齐，称作"以手护肘、以肘护手"。

——左侧反之，单势练习可左右交替进行。

（2）声法

——劈砍同时配合发"哼"声，由丹田和颅腔形成共振。

7.2.3.2 理气部

（1）身法

——准备动作

——以右侧为例，双手握拳，拳心向内，腰胯发力，右拳向前伸直打出，同时左拳向后收至腰间，双拳一前一后相互配合，如同拉弓。

——左侧反之，单势练习可左右交替进行。

（2）声法

——出拳同时配合发"哈"声，由丹田形成共振。

7.2.3.3 宁神部

（1）身法

——准备动作

——以右侧为例，双手握拳，拳心虚握，拳形为"凤眼拳"（食指屈曲，大指伸直抵住食指的远端指间关节的桡侧面）。左拳拳心向下，横置于胸前，右拳拳心向内，腰胯发力，于胸前左臂内侧向前上方打出，至右拳与鼻尖相平，同时左拳置于右臂肘部下方。

——左侧反之，单势练习可左右交替进行。

（2）声法

——出拳同时配合发"嘶"声，向膻中吸气发声。

7.2.3.4 通宣部

（1）身法

——准备动作

——以右侧为例，双手握拳，拳形为"空心拳"（五指放松卷屈，拳心空握）。腰胯发力，双臂沿弧形逆时针上摆，右拳打至右侧额角前方，左拳打至下颌前方，右拳拳心向外，左拳拳心向内，同时重心移至右脚。

——左侧反之，单势练习可左右交替进行。

（2）声法

——出拳同时配合发"呵"声，由横膈膜形成共振。

7.2.3.5 归化部

（1）身法

——准备动作

——横拳为掌，五指自然伸出。以右侧为例，右掌在上，左掌在下，置于胸前，腰胯右转，同时手臂向右横向划出，至右侧手臂伸直，同时左掌向右划至右腋下，重心移至左脚。

——左侧反之，单势练习可左右交替进行。

（2）声法

——双掌运动同时配合发"呼"声，如呼一口气。

7.2.4 连贯动作

混元五部每部可单独练习，也可五部组合练习，方法如下：培元部－理气部－宁神部－通宣部－归化部，依此顺序五部相连构成一连贯动作，左右手交替进行操作。以右侧起手为例，右侧培元部，接左侧理气部，接右侧宁神部，接左侧通宣部，接右侧归化部，一遍后再接左侧培元部，如此可循环往复练习。

7.3 后天八法

7.3.1 概述

后天八法分为八个基本动作，各自针对人体奇经八脉走行特点，经常练习具有疏通奇经八脉的作用。

7.3.2 动作要领

7.3.2.1 蛇形法

——准备动作：按先天无极功的身法要领站立。

——静功：膝盖相抵，两脚内扣呈90°，一手前伸成穿掌，掌尖与喉头相平，另一手屈曲扶于其肘侧。

——动功：两脚开立，与肩同宽，呈高马步，由定势鼓腰转胯带动两手交替做穿掌。

——作用：疏通阴跷脉。

7.3.1.2 龙形法

——准备动作：按先天无极功的身法要领站立。

——静功：双脚一前一后，前脚跟与后脚尖相平，前脚虚后脚实，裹胯合膝转身，两手掌如龙爪，左虚步则左手前伸，食指虚对鼻尖，另一手立掌按于胸前，拇指虚对肘窝。

——动功：两脚开立，与肩同宽，呈高马步，由定势鼓腰转胯带动身体转动的同时两手交替前伸。

——作用：疏通阳跷脉。

7.3.1.3 熊形法

——准备动作：按先天无极功的身法要领站立。

——静功：双脚一前一后，前脚脚跟与后脚脚尖相平，前脚虚后脚实，裹胯合膝转身，手心向外，一手撑于胸前，另一手撑于腰后。

——动功：两脚开立，与肩同宽，呈高马步，由定势鼓腰转胯带动身体转动的同时后手换至胸前，前手换至腰后。

——作用：疏通带脉。

7.3.1.4 狮形法

——准备动作：按先天无极功的身法要领站立。

——静功：双脚一前一后，前脚脚跟与后脚脚尖相平，前脚虚后脚实，裹胯合膝转身，两手前伸如狮子抱球，掌心相对，上掌与眉齐，下掌与胸齐。

——动功：两脚开立，与肩同宽，呈高马步，由定势鼓腰转胯带动身体转动的同时双手抱球转换上下位置。

——作用：疏通阴维脉。

7.3.1.5 鹞形法

——准备动作：按先天无极功的身法要领站立。

——静功：双脚一前一后，前脚脚跟与后脚脚尖相平，前脚虚后脚实，裹胯合膝转身，一手伸直向上穿出，另一手伸直向下探出，两手尽可能贴近身侧在同一竖直线上。

——动功：两脚开立，与肩同宽，呈高马步，由定势鼓腰转胯带动身体转动的同时交替换手，原上穿手从身侧下探，原下探手从身侧上穿。

——作用：疏通阳维脉。

7.3.1.6 蟀形法

——准备动作：按先天无极功的身法要领站立。

——静功：双脚一前一后，前脚脚跟与后脚脚尖相平，前脚虚后脚实，裹胯合膝转身，两手水平展开，略高于肩，向左右两边拉伸。

——动功：两脚开立，与肩同宽，呈高马步，由定势鼓腰转胯带动身体转动的同时配合手之合抱与展开。

——作用：疏通督脉。

7.3.1.7 马形法

——准备动作：按先天无极功的身法要领站立。

——静功：双脚一前一后，前脚脚跟与后脚脚尖相平，前脚虚后脚实，裹胯合膝转身，双手如持长枪向后上方托举，双眼看向后方手的指尖。

——动功：两脚开立，与肩同宽，呈高马步，由定势鼓腰转胯带动身体转动的同时交替换手。

——作用：疏通任脉。

7.3.1.8 猴形法

——准备动作：按先天无极功的身法要领站立。

——静功：双脚一前一后，前脚脚跟与后脚脚尖相平，前脚虚后脚实，裹胯合膝转身，两手掌根相对于胸前向前上方托举，如托蟠桃。

——动功：两脚开立，与肩同宽，呈高马步，由定势鼓腰转胯带动身体转动的同时双手重叠下落至小腹，向左右打开沿胁肋摩腹一圈后，于胸前向前上方托举。

——作用：疏通冲脉。

8　教学方案

8.1　初级方案

8.1.1　热身运动：混元五部 10 ～ 15 分钟。

8.1.2　抻筋拉骨：后天八法动功 20 分钟。

8.1.3　练功（静功）：先天无极功身法 30 分钟。

8.1.4　适合人群及练习建议：各年龄段人群均可练习，不能久站的人群，练习时间可酌减。练习者在侧方推力作用下，能够达到先天无极功身法要领的要求，且能发现并保持重心，说明初级方案已熟练掌握。

8.2　中级方案

8.2.1　热身运动：混元五部 10 ～ 15 分钟。

8.2.2　抻筋拉骨：后天八法动功 20 分钟。

8.2.3　练功（静功）

——先天无极功身法 60 分钟。

——"三心一线"重心法 30 分钟。

——调整重心法 30 分钟。

8.2.4　适合人群及练习建议：各年龄段人群均可练习，不能久站的人群，练习时间可酌减。练习者能够依照上述方法调整重心，说明中级方案已熟练掌握。

8.3 高级方案

8.3.1 热身运动：混元五部 10 ～ 15 分钟。

8.3.2 抻筋拉骨：后天八法动功 20 分钟、后天八法静功 10 ～ 15 分钟。

8.3.3 练功

——静功：在中级方案的基础上，增加重心推动身形的练习内容，练习 30 分钟。

——动功：太极十三势 1 ～ 2 遍。

8.3.4 适合人群及练习建议：各年龄段人群均可练习，老年人、下肢力量较弱或体质较弱者，应根据自身情况适当减少练习时间，降低动作的难度。练习者能熟练灵活地通过重心推动身形，并能以此方法完成太极十三势的练习，说明已熟练掌握。

8.4 注意事项

8.4.1 教学人员应根据练习者的个体差异，有针对性地进行教学内容的配置。

8.4.2 教学人员应从易到难、循序渐进地为习练者增加练习时间及动作难度。

8.4.3 各级别教学方案内容均为选练，非硬性要求。教学人员可依照实际的教学环境及条件，选择合适的教学内容。

8.4.4 先天无极功中"三心一线"重心法、调整重心法、重心推动身形的练习内容，需在教学人员指导下进行，切忌学员自行意想练习。

9 禁忌证

患有严重躯体疾病行动不便者；患有严重精神类疾病；练习期间出现昏厥、恶心呕吐、内脏疼痛、流鼻血等症状；大病后、手术后体质极弱者；生理期女性、孕妇、哺乳期妇女、妇女产后虚弱者。

10 意外情况及处理措施

10.1 练习过程中躯体出现酸、麻、胀、痛、痒、颤抖或嗳气、打哈欠、排气、流鼻涕、流眼泪等情况一般为正常现象，如果因此不能坚持，可暂停练习并休息，待身体情况允许后继续练习。

10.2 若出现面色苍白、头晕、恶心、乏力、心慌、大汗淋漓等情况，应立即停止，及时向教学人员汇报，坐位或平卧位休息，饮温水或糖盐水，适当休息后往往能迅速缓解和改善。若仍有不适，应及时就医。

10.3 若出现头痛、内脏疼痛、胸闷胸痛、鼻衄等情况，应立即停止并向教学人员汇报；若及时调整动作后仍有不适，应立即休息并及时就医。